49 PERGUNTAS SOBRE CÂNCER DE PRÓSTATA

49 PERGUNTAS SOBRE CÂNCER DE PRÓSTATA

Jean Ikonomidis

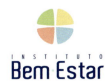

49 perguntas sobre câncer de próstata é uma publicação do Instituto Bem-Estar e integra a Coleção 49 Perguntas.
2017

Coordenação editorial
Daniel Martins de Barros
Supervisão técnica
Sandra Alamino
Edição de conteúdo
Carol Scolforo
Projeto gráfico e diagramação
Wesley Costa

Todas as imagens deste livro foram retiradas do site freepik.com, exceto as imagens pagas ao site 123rf.com

Instituto Bem-Estar

Rua Dr Carlos de Morais Barros, 450
Vila Campesina, Osasco, SP
Cep 06023-000
Tel. (11) 3184-0082
www.institutobemestar.com.br
Facebook – facebook.com.br/institutobemestar
App - Instituto Bem-Estar

SOBRE O INSTITUTO BEM-ESTAR

Cuidar da saúde integral (física e mental) dos nossos pacientes é a especialidade do Instituto Bem-Estar, fundado em 2007. Muito além de tratar doenças, o propósito do nosso trabalho é oferecer o que há de mais moderno em diagnóstico e tratamento. Contamos com uma equipe de médicos especializados e atualizados, que atuam de forma integrada na busca de soluções para a saúde, aliando seus esforços à eficiência e ao conforto de nossa unidade. Recebemos o reconhecimento da farmacêutica Ipsen e integramos os últimos três anuários que destacaram os melhores da saúde. Somos referência em uso de Botox®, nas especialidades de Fisiatria, Neurologia, Dermatologia, Pediatria e Urologia, com uso exclusivamente terapêutico. O Instituto Bem-Estar atende por diversos planos de saúde, que variam de acordo com cada especialidade. Informe-se com a nossa Central de Relacionamento com o Cliente para saber sobre os planos autorizados e suas coberturas para atendimento.

INTRODUÇÃO

A saúde é nosso bem maior. Por seu valor ser incalculável, não se pode comprá-la. E para manter-se saudável, é preciso entender como o corpo funciona, a fim de cuidar bem dele. Com essa ideia, desenvolvemos a *Coleção 49 Perguntas*, que traz questões sobre doenças importantes, respondidas de forma direta, simples de serem entendidas, com um conteúdo de leitura rápida. Nosso objetivo é tirar as principais dúvidas que às vezes são esquecidas durante a consulta, ou até mesmo informar todos os detalhes a você. A pergunta número 50 nós deixamos para você fazer a seu médico.

Neste volume, *49 perguntas sobre câncer de próstata*, pensamos em como este problema afeta os pacientes, que muitas vezes não sabem o que fazer diante de tantas questões novas que surgem no corpo. Detalhamos as respostas com base na experiência clínica, na literatura científica e nas diretrizes dos órgãos de referência. Esperamos que você encontre nessa fonte tudo o que procura e, assim, faça escolhas seguras e conscientes, que tornem seu futuro mais saudável e feliz.

Boa leitura!

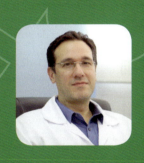

DOUTOR JEAN IKONOMIDIS é urologista no Instituto Bem-Estar, graduado em Medicina pela Faculdade de Medicina da Fundação ABC e mestre em Urologia pela Universidade Estadual de Campinas. CRM 82.385

sumário

1. O que é a próstata? 10
2. Qual a função da próstata? 11
3. Onde a próstata se localiza? 12
4. O que é o câncer? 13
5. Como o câncer se inicia? 14
6. Quais os sintomas do câncer de próstata? 15
7. Qual é o tipo de câncer de próstata mais frequente? 16
8. Como se desenvolve o câncer de próstata? 17
9. O câncer de próstata é frequente? ..18
10. Com que idade é mais frequente o diagnóstico? 19
11. Homens jovens podem ter câncer de próstata? 20
12. O câncer de próstata é genético? 21
13. O câncer de próstata pode provocar dor? 22
14. Ejaculação ajuda a prevenir câncer de próstata? 22
15. Vitaminas ajudam a prevenir o câncer de próstata? 23
16. O que é hiperplasia benigna da próstata? 24
17. A hiperplasia benigna da próstata pode ser câncer? 25

18	Quais os fatores de risco para o desenvolvimento do câncer de próstata?...............................26	36	O que é a prostatectomia radical? ..44
19	Como é feito o diagnóstico do câncer de próstata?...........................27	37	Quais as possíveis formas de realizar a prostatectomia radical?.................45
20	O exame de toque é importante?....28	38	Quais as complicações da prostatectomia radical?....................46
21	O que é PSA?......................................29	39	É frequente ter disfunção erétil após a cirurgia?........................47
22	Por que o PSA é importante?...........30	40	A disfunção erétil causada pela cirurgia tem tratamento?.................48
23	Existe relação entre PSA e risco de câncer?...31	41	Quais as condições para realizar a radioterapia?...................................49
24	O PSA baixo descarta câncer de próstata?..32	42	Quais as complicações da radioterapia?......................................50
25	O que é a biópsia de próstata?.........33	43	Como age a testosterona na glândula prostática?.........................51
26	Quais as indicações para biópsia de próstata?..34	44	Por que é preciso fazer o bloqueio hormonal no câncer de próstata? ...52
27	Como é realizada a biópsia?............35	45	Quais as formas de fazer o bloqueio hormonal?..53
28	Quais os possíveis achados na biópsia?...36	46	Existe efeito colateral com a hormonioterapia?..............................54
29	Quais as complicações da biópsia?.37	47	O que é orquiectomia?.....................55
30	Como é a disseminação do câncer de próstata?..38	48	Existe vacina para o câncer de próstata?..57
31	O que é metástase?..........................39	49	O câncer de próstata tem cura?.......58
32	Como é feita a investigação do câncer de próstata?...........................40	50	E a próxima pergunta?.....................59
33	Como é feito o estadiamento do câncer de próstata?...........................41		
34	O que é escore de Gleason?.............42		
35	Quais as formas de tratamento do câncer de próstata?...........................43		

1
O QUE É A PRÓSTATA?

A próstata é uma glândula exclusivamente masculina, localizada próxima à bexiga, no aparelho reprodutor do homem. Ela tem o tamanho de uma azeitona, pesa cerca de 15 gramas na adolescência e, com o passar dos anos, aumenta de tamanho até atingir o peso de 20 gramas.

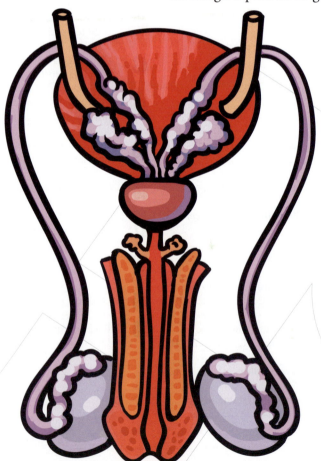

2
QUAL A FUNÇÃO DA PRÓSTATA?

Sua função é produzir líquido seminal, que transporta os espermatozoides até o meio exterior. Assim, a saúde da próstata é essencial na fase reprodutora do homem, caso ele deseje ter filhos.

3 ONDE A PRÓSTATA SE LOCALIZA?

A glândula fica na base da bexiga, entre ela e a parte pélvica, bem à frente do reto. A glândula é atravessada pela parte inicial da uretra, o canal urinário.

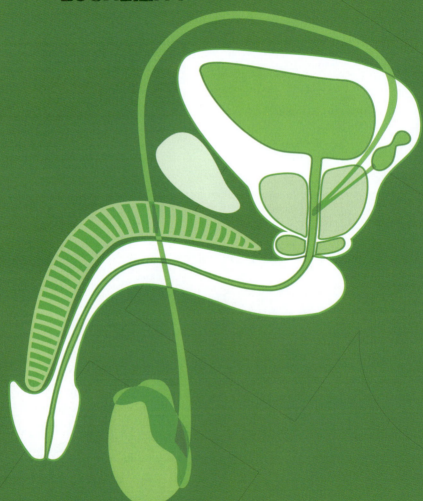

4
O QUE É O CÂNCER?

O câncer, também chamado de neoplasia, é o nome que se dá ao crescimento anormal e descontrolado de células em determinada região do corpo. Há mais de 200 tipos de câncer e todos eles funcionam dessa forma.

5
COMO O CÂNCER SE INICIA?

O processo se inicia quando células de algum tecido ou órgão do corpo começam a crescer descontroladamente, com formatos diferentes do normal, gerando mais células anômalas, as quais podem se multiplicar e invadir outros órgãos, em um processo conhecido por metástase.

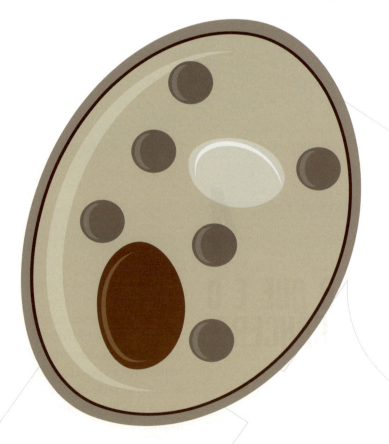

6 QUAIS OS SINTOMAS DO CÂNCER DE PRÓSTATA?

No começo da instalação da doença, não há sintomas perceptíveis. Conforme ela avança podem surgir alguns sinais, como dificuldade de urinar e a sensação de que a bexiga não foi totalmente esvaziada. Também podem aparecer outros sintomas, como impotência, urina frequente, fluxo de urina fraco, dor ou ardor durante a micção, vontade de urinar à noite com muita frequência, perda do controle da bexiga ou do intestino, presença de sangue no líquido seminal e fraqueza ou dormência nos pés. Em estágio mais avançado, o câncer aumentado pressiona os arredores e pode incluir dores nas costas, nos quadris, nas coxas, nos ombros ou em outros ossos.

7

QUAL É O TIPO DE CÂNCER DE PRÓSTATA MAIS FREQUENTE?

O câncer de próstata é classificado de acordo com sua localização. Quando afeta apenas a próstata, é chamado de localizado; quando se espalha para fora da próstata, é chamado de localmente avançado ou avançado.

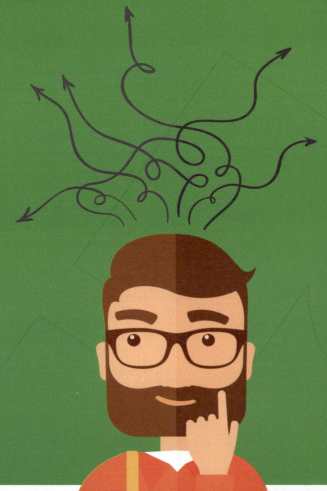

8
COMO SE DESENVOLVE O CÂNCER DE PRÓSTATA?

As causas da doença ainda não foram totalmente esclarecidas. O que se sabe é que algumas condições contribuem para seu surgimento, tais como histórico de câncer de próstata na família, produção de testosterona desequilibrada, dieta rica em gordura e pobre em fibras e sedentarismo.

O CÂNCER DE PRÓSTATA É FREQUENTE?

Sim. De acordo com estimativas atuais, um em cada seis homens terá câncer de próstata durante a vida.

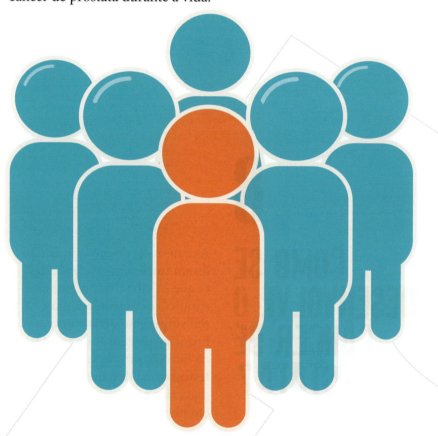

10 COM QUE IDADE É MAIS FREQUENTE O DIAGNÓSTICO?

A incidência do câncer de próstata cresce a partir dos 50 anos. Mas a faixa etária mais amplamente acometida pela doença é a de 60 a 80 anos de idade.

11
HOMENS JOVENS PODEM TER CÂNCER DE PRÓSTATA?

Sim. Embora não seja muito comum, o câncer pode surgir na faixa etária dos 40 anos, principalmente se houver histórico de algum parente próximo que tenha apresentado a doença antes dos 60 anos.

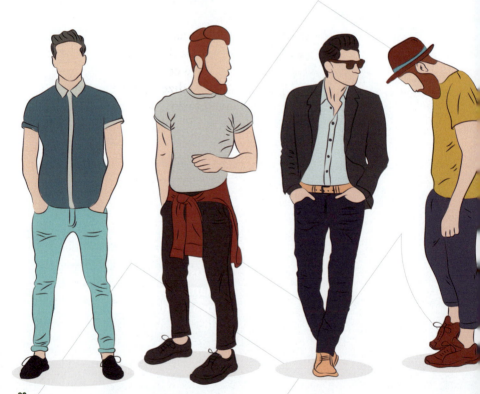

12
O CÂNCER DE PRÓSTATA É GENÉTICO?

Em alguns casos, quando vários membros da família apresentam a doença com menos de 55 anos, pode-se dizer que o câncer é hereditário. Mas a porcentagem desse tipo de câncer de próstata é baixa, apenas 2 a 3% dos casos podem ter origem genética. Ter um familiar direto com câncer de próstata dobra sua chance de desenvolver a doença, e ter mais de dois parentes aumenta esse mesmo risco entre 6 a 12 vezes. Sabe-se que se a pessoa tem um irmão com câncer de próstata, o risco é maior do que se o pai dessa pessoa tiver apresentado o mesmo câncer. Afrodescendentes podem ter duas vezes mais chances de apresentar o câncer de próstata.

13
O CÂNCER DE PRÓSTATA PODE CAUSAR DOR?

Em estágio inicial, não há dor ou sintomas. Na fase avançada, o câncer de próstata pode causar dor óssea, dificuldades urinárias em geral, que são dolorosas. Em casos mais graves, há infecção generalizada ou insuficiência renal, com dores mais agudas.

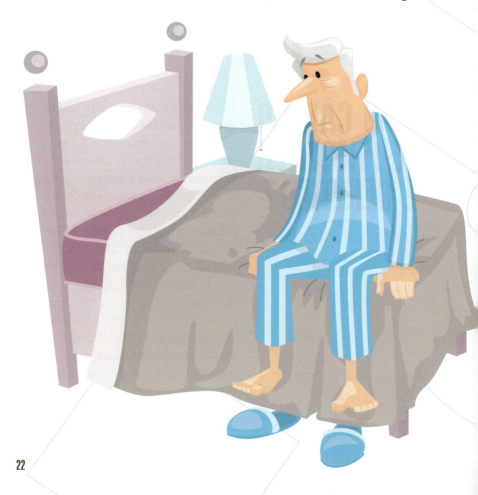

14 EJACULAÇÃO AJUDA A PREVENIR CÂNCER DE PRÓSTATA?

Sim. A ejaculação, por meio de masturbação ou do ato sexual, ajuda a prevenir o câncer de próstata, porque ao expelir o líquido seminal, evita-se o acúmulo de substâncias cancerígenas na próstata. De acordo com estudos, quanto mais ejaculações o homem tiver entre 20 e 50 anos, menor é a chance de desenvolver um tumor na próstata.

15 VITAMINAS AJUDAM A PREVENIR O CÂNCER DE PRÓSTATA?

Sim, algumas substâncias podem proteger o organismo contra a doença. Estudos mostram que vitaminas E e D, minerais como selênio e substâncias como o licopeno, em fontes naturais ou suplementos, podem ajudar na prevenção do câncer de próstata.

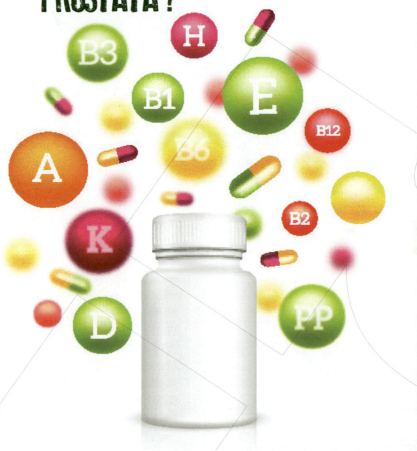

16
O QUE É HIPERPLASIA BENIGNA DA PRÓSTATA?

É um tumor benigno – o mais comum entre os homens. Também chamada de hiperplasia prostática benigna, essa condição faz com que a próstata aumente de tamanho, mas sem nenhuma relação com o câncer de próstata. Geralmente, a hiperplasia tem início por volta dos 40 anos, sendo mais frequente após os 50 – dados da Sociedade Brasileira de Urologia apontam que 80% dos homens podem apresentá-la depois dessa idade.

17 A HIPERPLASIA BENIGNA DA PRÓSTATA PODE SER CÂNCER?

Não exatamente. A hiperplasia é um crescimento benigno de células. No entanto, entre elas pode haver células malignas, que são detectadas por meio de exames.

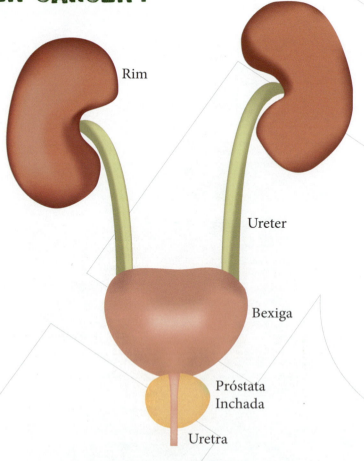

18 QUAIS OS FATORES DE RISCO PARA O DESENVOLVIMENTO DO CÂNCER DE PRÓSTATA?

O avanço da idade é o primeiro fator de risco. Além dele, o histórico familiar da doença, dieta rica em gorduras, sedentarismo e hábitos inadequados são outros fatores que podem facilitar o surgimento da doença.

19. COMO É FEITO O DIAGNÓSTICO DO CÂNCER DE PRÓSTATA?

Primeiramente, é preciso passar por uma consulta com um urologista. O médico pode detectar o câncer de próstata por meio do toque retal ou solicitando que o paciente faça um exame em laboratório, chamado de dosagem do antígeno prostático específico (PSA). Se nesse exame for constatado que houve aumento da glândula ou alteração do PSA, o próximo passo é fazer uma biópsia para verificar se há um tumor e se ele é maligno. Em caso positivo, o paciente passa por novos exames laboratoriais para se determinar o tamanho do tumor e se há ou não metástases.

20
O EXAME DE TOQUE É IMPORTANTE?

Sim, é fundamental fazer o exame de toque retal, que permite diagnosticar com precisão a doença prostática. O exame é rápido e realizado em consultório médico de forma ética pelo urologista. Dura poucos segundos e não há outro exame que o substitua. Às vezes, o toque detecta o câncer com mais eficácia que o exame de PSA, feito em laboratório.

21
O QUE É PSA?

PSA quer dizer antígeno prostático específico, e na verdade é a dosagem de uma proteína encontrada no sangue, específica para a próstata. Essa dosagem é descoberta em um exame de sangue que faz uma triagem para o diagnóstico de câncer de próstata.

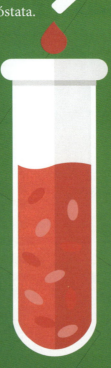

22
POR QUE O PSA É IMPORTANTE?

O exame consegue diagnosticar o câncer de próstata em estágio bem inicial, o que aumenta as possibilidades de cura da doença. Aliado ao toque retal, ele é essencial para detectar alterações na próstata.

23 EXISTE RELAÇÃO ENTRE PSA E RISCO DE CÂNCER?

O PSA é uma substância produzida pela próstata, cuja alteração pode sinalizar doenças, inflamações ou traumas. No entanto, o PSA elevado não significa exatamente que haja câncer.

24
O PSA BAIXO DESCARTA CÂNCER DE PRÓSTATA?

Não. Alguns tipos de câncer de próstata não produzem tanto PSA. Outros cânceres, mesmo com volume menor, produzem muito PSA. De forma geral, os tumores malignos mais graves produzem mais PSA, mas há exceções. O médico pode solicitar uma biópsia quando julgar necessário, a fim de esclarecer se o diagnóstico é de câncer ou não.

25
O QUE É A BIÓPSIA DE PRÓSTATA?

É um exame que retira minúsculas amostras de tecido da próstata, a serem enviadas para avaliação microscópica de um patologista em laboratório especializado, para analisar se há células cancerosa em sua composição.

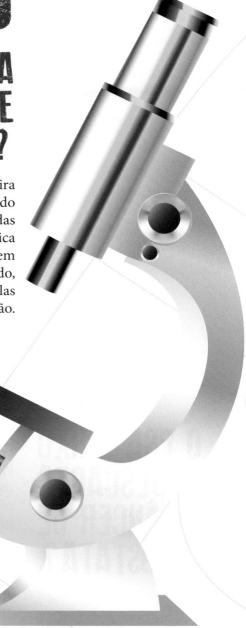

26
QUAIS AS INDICAÇÕES PARA BIÓPSIA DE PRÓSTATA?

A biópsia deve ser feita quando há alteração nos níveis de PSA e anomalias identificadas no exame de toque retal.

27
COMO É REALIZADA A BIÓPSIA?

O procedimento é realizado com ultrassom através do reto. Antes disso, o paciente pode receber anestesia local ou leve sedação. Isso torna a biópsia indolor e rápida, sem interferir nas atividades diárias do paciente.

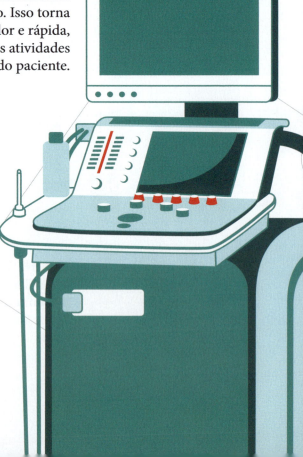

28
QUAIS OS POSSÍVEIS ACHADOS NA BIÓPSIA?

A biópsia busca células anormais na amostra de tecido. Se encontrados esses elementos, o patologista avalia se o tumor é primário (ou seja, surgiu ali) ou metastático (veio de outro lugar). Com exames de diagnóstico especializados é possível saber de onde as células cancerosas se originaram.

29
QUAIS AS COMPLICAÇÕES DA BIÓPSIA?

É normal haver um pouco de dor na região pélvica e uma pequena perda de sangue pelo ânus, assim como pequena quantidade de sangue na urina e no esperma por poucos dias. Mas, se esse sangramento durar mais de três dias, é sinal de complicação. Outros problemas são a retenção urinária, que causa dificuldade de urinar, e a presença de febre. Nesses casos, o médico deve ser consultado.

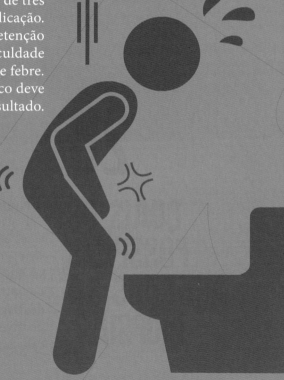

30 COMO É A DISSEMINAÇÃO DO CÂNCER DE PRÓSTATA?

A disseminação acontece quando as células cancerosas rompem os limites do tumor primário e se espalham pelo sistema de circulação sanguínea ou linfática. Assim, elas ficam livres para causar outros tumores cancerígenos em novas regiões do corpo, originando um quadro chamado de metástase.

31
O QUE É METÁSTASE?

Metástase é um estágio em que o câncer se espalha e avança para outros tecidos e órgãos. No câncer de próstata, é comum que o caminho dessas células sejam os ossos, onde elas destroem células ósseas.

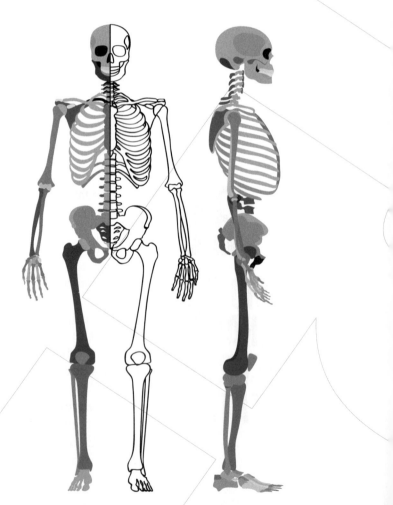

32. COMO É FEITA A INVESTIGAÇÃO DO CÂNCER DE PRÓSTATA?

É preciso fazer acompanhamento médico, seguindo as solicitações de exame que ele considerar necessários, como o PSA e o exame de toque retal, que se complementam. Há ainda a ultrassonografia pela via transretal. Tudo isso ajudará a descobrir as características do tumor e se ele pode avançar para os tecidos vizinhos, o que é o começo do estadiamento, uma ficha detalhada do tipo de câncer de próstata que o paciente apresenta.

33 COMO É FEITO O ESTADIAMENTO DO CÂNCER DE PRÓSTATA?

O estadiamento é uma descrição dos aspectos do câncer, incluindo sua localização, área afetada pela doença, e se ela afeta funções de outros órgãos do corpo. Com isso se tem uma análise sobre o estágio do tumor, o que ajuda na definição do tratamento a ser seguido. No câncer de próstata, o estadiamento se baseia nos resultados da biópsia, incluindo o escore de Gleason, o nível do PSA e outros exames de laboratório que forem solicitados pelo médico.

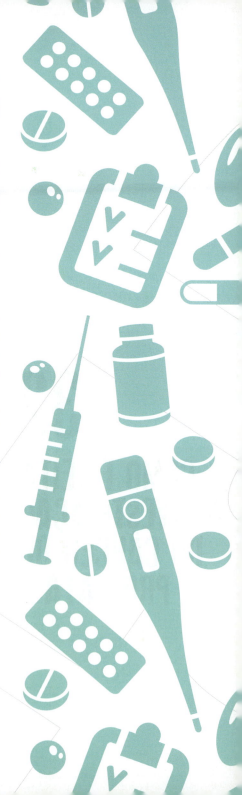

34
O QUE É ESCORE DE GLEASON?

Na biópsia, o patologista avalia o estado das células da próstata. Essa análise tem cinco classificações, que compõem o chamado escore de Gleason. A escala vai do nível 1 (células normais) ao nível 5, em que as células estão em estágio avançado de câncer. O escore de Gleason se define pela maior quantidade de células. Por exemplo: se a pessoa tem muitas células em nível 1, tem a maioria de células normais. O escore pode ir também de 6 a 10 nos casos em que o câncer é mais agressivo.

35
QUAIS AS FORMAS DE TRATAMENTO DO CÂNCER DE PRÓSTATA?

O tratamento varia em cada caso, de acordo com o tamanho e a classificação do tumor e com a idade do paciente. Pode ser necessário realizar radioterapia, hormonioterapia, uso de medicamentos e até a prostatectomia radical (cirurgia de remoção da próstata).

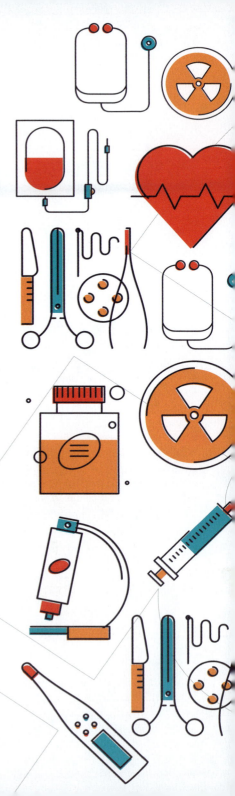

36 O QUE É A PROSTATECTOMIA RADICAL?

É a cirurgia que remove a próstata. Esse procedimento deve ser realizado em caso de câncer de próstata localizado, ou seja, quando a doença está dentro dos limites da cápsula prostática. É uma cirurgia com bons índices: mais de 70% dos pacientes que passaram pela remoção da próstata não sofrem mais com a doença.

37
QUAIS AS POSSÍVEIS FORMAS DE REALIZAR A PROSTATECTOMIA RADICAL?

O tipo mais comum no Brasil é a cirurgia por via abdominal. Ela também pode ser feita por via perineal, por laparoscopia e por robótica. Na cirurgia, o médico faz um corte de oito a dez centímetros, acessa a próstata e as vesículas seminais, onde estão as células tumorais, e as remove junto dos linfonodos próximos. O procedimento dura entre duas e três horas. Para fazer a cirurgia, deve-se estar com boa saúde e ter expectativa de vida superior a dez anos.

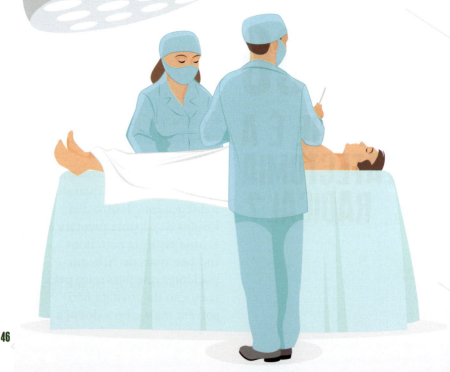

38 QUAIS AS COMPLICAÇÕES DA PROSTATÉCTOMIA RADICAL?

Toda cirurgia tem riscos de complicações. No caso da prostatectomia, há pequeno risco de infarto, acidente vascular cerebral e trombose nas pernas, embolia pulmonar, e infecção no local em que houve o corte.

39
É FREQUENTE TER DISFUNÇÃO ERÉTIL APÓS A CIRURGIA?

Entre 30 e 60% dos pacientes que passam pela cirurgia apresentam disfunção erétil. Esse risco é maior depois dos 65 anos de idade.

40 A DISFUNÇÃO ERÉTIL CAUSADA PELA CIRURGIA TEM TRATAMENTO?

Sim, se o tratamento for seguido rigorosamente pelo paciente logo após a cirurgia pélvica, é possível recuperar a função sexual de forma mais rápida. Esse tratamento pode incluir medicações orais, injeções penianas e uso de dispositivos de vácuo.

41
QUAIS AS CONDIÇÕES PARA REALIZAR A RADIOTERAPIA?

É preciso que o tumor esteja localizado dentro da próstata, ou seja, em fase inicial. Quando o câncer está avançado ou já existem metástases, o médico pode indicar o uso de hormônio ou pode considerar a cirurgia. A radioterapia externa é realizada através de múltiplas aplicações, uma por dia, por um feixe concentrado de irradiação sobre a próstata. O tratamento dura cerca de seis a sete semanas, sem internação ou anestesia.

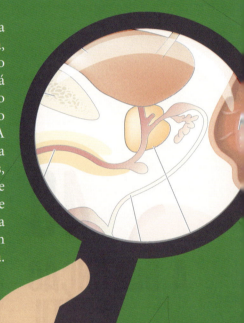

42 QUAIS AS COMPLICAÇÕES DA RADIOTERAPIA?

Os possíveis efeitos colaterais da radioterapia são problemas intestinais, disfunções na bexiga, incontinência urinária, impotência sexual, sensação de fadiga, linfedema e estreitamento da uretra.

43 COMO AGE A TESTOSTERONA NA GLÂNDULA PROSTÁTICA?

A próstata começa a se desenvolver no homem antes do nascimento, estimulada pelos hormônios masculinos, como a testosterona. Até onde se sabe, a testosterona atua sim no desenvolvimento da próstata e nos casos de hiperplasia. Por isso, em casos de câncer, o hormônio está relacionado ao crescimento do tumor.

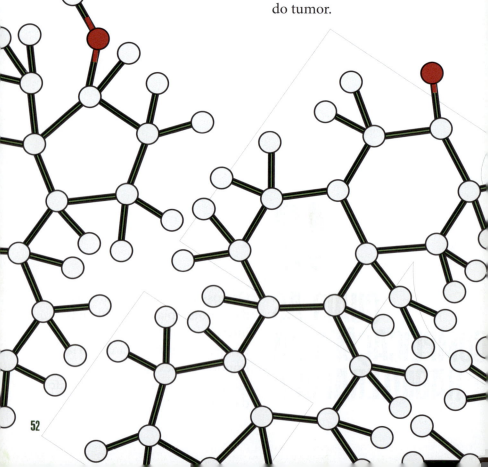

44
POR QUE É PRECISO FAZER O BLOQUEIO HORMONAL NO CÂNCER DE PRÓSTATA?

Nos casos em que o câncer ultrapassa os limites da próstata, avançando sobre outros órgãos, a hormonioterapia é fundamental para bloquear a ação da testosterona. Esse tramento é chamado de bloqueio hormonal e ajuda a evitar o avanço da doença e metástases.

45
QUAIS AS FORMAS DE FAZER O BLOQUEIO HORMONAL?

O bloqueio hormonal pode ser feito por meio da retirada do testículo, o que interrompe a produção da testosterona, ou pela ingestão de um bloqueador de receptor de testosterona, em forma de medicamentos receitados pelo médico. Jamais faça uso de remédios prescritos para outras pessoas.

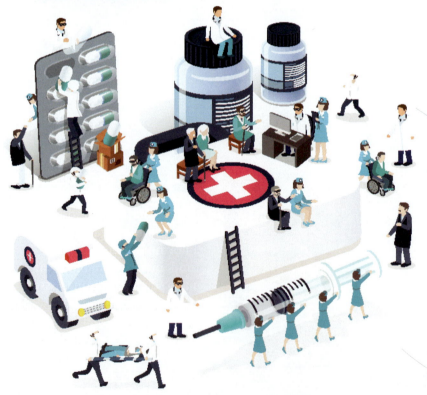

46
EXISTE EFEITO COLATERAL COM A HORMONIO-TERAPIA?

Sim. Como os níveis de hormônios se alteram, podem surgir sintomas como diminuição ou perda da libido, ondas de calor, impotência sexual, diminuição dos testículos e do pênis, sensibilidade e crescimento das mamas, osteoporose, anemia, diminuição da agilidade mental, cansaço, aumento de peso, perda de massa muscular, colesterol elevado e depressão.

47
O QUE É ORQUIECTOMIA?

Orquiectomia é a cirurgia de retirada dos testículos, que produzem o hormônio testosterona no organismo. O objetivo é interromper a produção desse hormônio no corpo, o que evita que o câncer progrida.

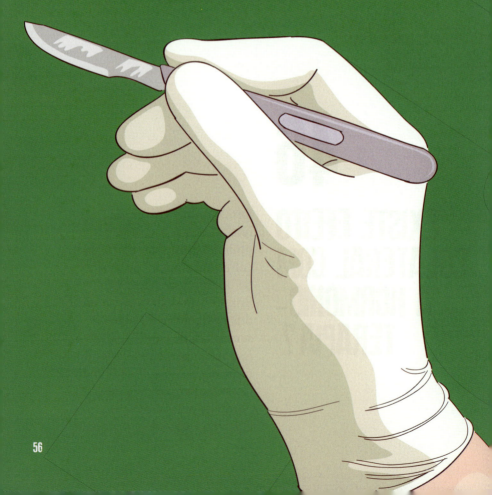

48 EXISTE VACINA PARA O CÂNCER DE PRÓSTATA?

Sim, mas está em fase experimental. A Sipuleucel-T é uma vacina que, ao contrário das tradicionais, estimula o sistema imunológico para que ele ataque as células cancerígenas do câncer de próstata no organismo. A vacina é direcionada ao tratamento do câncer de próstata avançado, quadro que não responde mais à hormonioterapia, mas que causa poucos sintomas ou nenhum.

49

O CÂNCER DE PRÓSTATA TEM CURA?

Dependendo do estágio em que for descoberto, sim. Quando está em fase inicial, a possibilidade de cura é maior. Por isso é fundamental fazer acompanhamento com exames em consultório de um médico de confiança. Você pode descobrir a doença no começo e aumentar as chances de tratá-la.

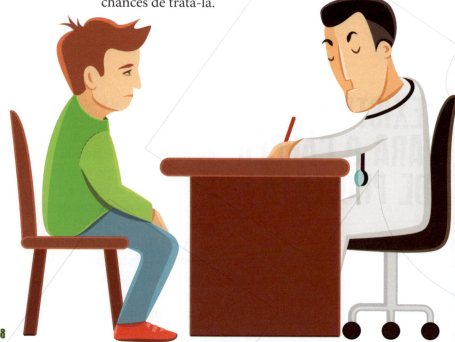

50
E A PRÓXIMA PERGUNTA?
Quem faz é você. Procure seu médico e tire suas dúvidas.

49 PERGUNTAS SOBRE CÂNCER DE PRÓSTATA

Copyright © 2017 Editora Manole, por meio de contrato com a Allergan Produtos Farmacêuticos Ltda. e de contrato de coedição com o Instituto Bem-Estar Serviços Médicos Ltda.

Minha Editora é um selo editorial Manole.

Este livro contempla as regras do Acordo Ortográfico da Língua Portuguesa.

Dados Internacionais de Catalogação na Publicação (CIP)
(Câmara Brasileira do Livro, SP, Brasil)

Ikonomidis, Jean
49 perguntas sobre câncer de próstata / Jean Ikonomidis. –
Barueri, SP : Manole, 2017. – (Coleção 49 perguntas)

ISBN 978-85-7868-277-4

1. Perguntas e respostas 2. Próstata – Câncer 3. Próstata – Doenças I. Título. II. Série.

16-09119
CDD-616.65
NLM-WJ 750

Índices para catálogo sistemático:
1. Câncer de próstata : Doenças : Medicina   616.65

Todos os direitos reservados.
Nenhuma parte deste livro poderá ser reproduzida, por qualquer processo, sem a permissão expressa dos editores.
É proibida a reprodução por xerox.
A Editora Manole é filiada à ABDR – Associação Brasileira de Direitos Reprográficos.

Editora Manole Ltda.
Av. Ceci, 672 – Tamboré
06460-120 – Barueri – SP – Brasil
Fone: (11) 4196-6000
Fax: (11) 4196-6021
www.manole.com.br
info@manole.com.br

Impresso no Brasil
Printed in Brazil

49 PERGUNTAS SOBRE CÂNCER DE PRÓSTATA